AF475881

Dr CHAPUT
(*de Paris*)

DE LA RÉSECTION LARGE DU ROCHER

DANS LE

TRAITEMENT DE LA CARIE DE CET OS

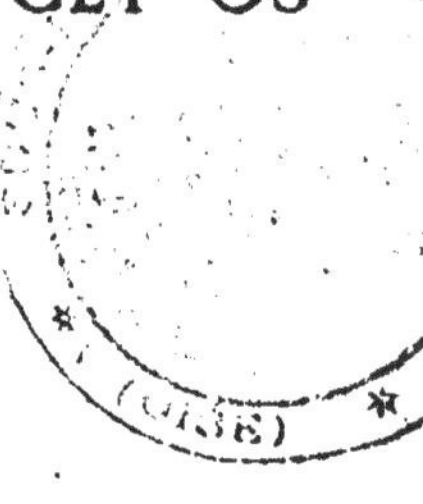

PARIS
Revue intern. de Rhinologie
69, RUE DE L'UNIVERSITÉ
1893

DE LA

RÉSECTION LARGE DU ROCHER

DANS LE

TRAITEMENT DE LA CARIE DE CET OS

PAR LE

Dr CHAPUT

Chirurgien des Hôpitaux de Paris.

La carie du rocher est une des affections les plus graves et les plus rebelles qu'on puisse rencontrer. Elle expose à des accidents variés et redoutables, tels que l'ulcération de la carotide interne, la phlébite du sinus latéral ou de la jugulaire interne avec l'infection purulente qui en est la conséquence. La suppuration peut aussi se propager entre les os et la dure-mère, ou même en dedans de cette membrane; (dans ce dernier cas elle est, soit limitée par des adhérences, soit suivie de méningite généralisée rapidement mortelle). On peut encore observer des abcès du cerveau ou du cervelet.

Pour n'être pas très redoutables immédiatement, les phlegmons du cou consécutifs à la carie n'en sont pas moins une complication des plus sérieuses à cause de leur situation profonde, de leur persistance et de leur tendance à la récidive.

Les nécroses tuberculeuses de l'écaille du temporal, de l'apophyse mastoïde et même du rocher, se compliquent de suppurations redoutables et rebelles. Toutes les lésions suppuratives exposent à l'infection purulente et à la septicémie, mais ces mêmes complications peuvent encore survenir lorsque la suppuration de l'oreille devient simplement fétide, par suite d'une antisepsie insuffisante. Signalons enfin comme accidents de moindre importance, la paralysie du facial et la perte de l'ouïe.

Jusqu'ici, chirurgiens et otologistes se sont déclarés désarmés ou peu s'en faut en face de cette grave affection. Ordinairement, en effet, on se contente d'injections, d'insufflations et de pansements antiseptiques dans l'oreille ; ou bien on fait d'urgence une trépanation de l'apophyse mastoïde ou de l'écaille du temporal, pour une suppuration pointant dans ces régions, mais ces opérations ne sont guère pratiquées que la main forcée et aussi économiquement que possible.

Il est évident que l'absence d'opération large, supprimant tous les foyers tuberculeux, rend la guérison impossible. Nous en avons tous les jours la preuve en chirurgie générale ; car, lorsque nous enlevons complètement un foyer tuberculeux, nous n'avons pas de récidives ; au contraire, la récidive est fatale en cas d'ablation incomplète. La nécessité d'une ablation large des parties malades s'impose donc, si l'on veut obtenir la cure radicale de la carie du rocher.

J'avais étudié, en 1888, sur le cadavre, un procédé de résection large du rocher qui m'avait paru satisfaisant ; mais je n'ai trouvé qu'en 1892 l'occasion de l'appliquer sur le vivant.

En voici la description :

Manuel opératoire.

A. — Résection large du rocher.

L'opération consiste essentiellement à détruire les parois du conduit auditif et de la caisse, dans toute leur épaisseur, en attaquant successivement les parois supérieure, antérieure, postérieure et inférieure (on prend bien entendu les précautions nécessaires pour ménager le facial.) On fait ensuite le curage de l'oreille moyenne avec la curette tranchante ; enfin on attaque la paroi labyrinthique avec la gouge et le maillet.

On arrive ainsi à ne laisser persister du rocher que son sommet, qu'il est difficile d'enlever complètement en raison de la présence de la carotide interne. Si cette dernière portion était nécrosée, on l'enlèverait assez facilement malgré la présence de l'artère, les séquestres étant d'ordinaire facilement mobilisables.

1er temps. — *Incision cutanée.* — J'encadre presque complètement le pavillon de l'oreille, par une incision courbe en avant, qui commence audevant du tragus, suit le pourtour du pavillon et se termine au niveau du lobule de l'oreille. (*fig. 1*).

L'incision est menée à fond jusqu'à l'os, puis, avec une rugine, je détache tout le lambeau des parties osseuses ; je sépare même complètement le pavillon du conduit auditif osseux. La rugination met aussi à nu la partie postérieure de la cavité glénoïde du temporal.

2e temps. — *Résection de la paroi supérieure*

du conduit et de la caisse. — Avec le ciseau et le maillet, j'attaque l'écaille à 1 c. 1/2 au-dessus du conduit, sur le trajet d'une horizontale qui commence au niveau de la bifurcation de la racine postérieure de la zygomatique et se dirige en arrière, sur une longueur de 4 cm. à 5 c. La section est conduite jusqu'à la dure-mère. Avec une pince-gouge et le ciseau on peut ensuite réséquer peu à peu, la paroi supérieure du conduit et

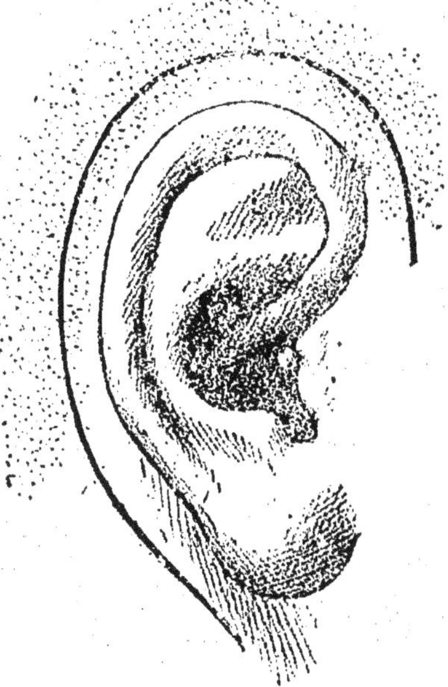

Fig. 1. — Incision cutanée.

de la caisse. Toutefois, il ne faut pas détruire toute l'étendue de cette dernière si l'on veut respecter le facial qui croise obliquement le plafond de la caisse (*fig.* 2).

3ᵉ Temps. — *Résection de la paroi antérieure de la caisse.* — On l'exécute sans aucune difficulté avec la pince-gouge et le ciseau.

4ᵉ Temps. — *Résection de la région mastoïdienne et de la paroi postérieure du conduit et de la caisse.* — Je commence par sectionner l'os, au ciseau, sur le trajet d'une verticale qui tombe sur le bord postérieur de l'apophyse mastoïde. La section est menée jusqu'à la dure-mère, et met à nu le sinus latéral, qu'on isole peu à peu sur une grande largeur. Le ciseau devra s'arrêter

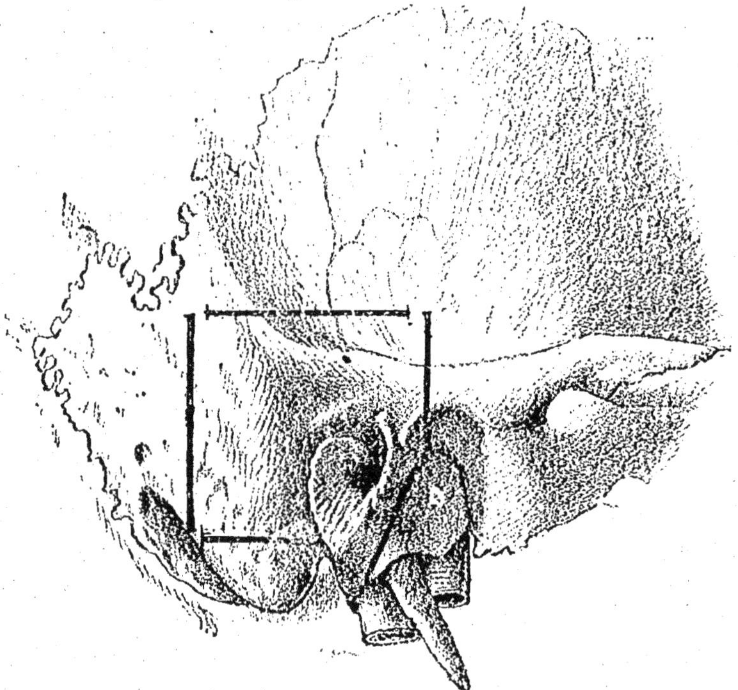

Fig. 2. — Tracé des sections osseuses.

au voisinage du conduit auditif (afin d'épargner le facial).

Je fais ensuite sauter l'apophyse mastoïde d'un coup de ciseau, à sa base, et je l'enlève complètement.

Avec la sonde cannelée, j'isole alors le tronc du facial jusqu'au trou mastoïdien. Je place enfin le ciseau, le tranchant en l'air, immédiatement en dehors du trou stylo-mastoïdien, et je fais sauter des éclats de la partie postérieure du conduit auditif. En procédant par petits coups, on peut sculpter le facial de bas en haut sans le blesser, et achever la résection de la paroi postérieure du conduit auditif. On ne peut arriver à détruire la paroi correspondante de la caisse qu'en soulevant le facial sur un crochet. (*fig. 1*).

5e Temps. — *Résection de la paroi inférieure du conduit et de la caisse.* — Le facial mis en évidence antérieurement, n'a rien à craindre. Je place le ciseau sur la paroi inférieure du conduit auditif, le tranchant tourné en bas. L'os étant très cassant, on détache constamment un grand éclat qui comprend toute la face inférieure du rocher : (apophyse styloïde et crête vaginale, pourtour du golfe jugulaire et du canal carotidien ; parfois même, on emporte du même coup l'épine du sphénoïde comme dans mon *observation I.* (Voir la figure 3).

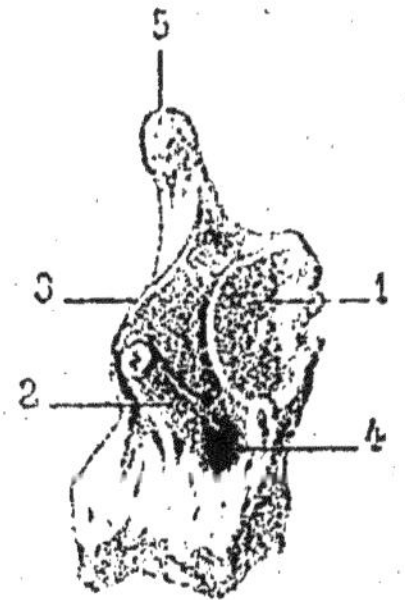

Fig. 3.— Fragment de la face inférieure du rocher enlevé par la résection (obs. I).
1. golfe de la jugulaire ; 2. apophyse styloïde ; 3. crête vaginale ; 4. trou stylo-mastoïdien ; 5. épine du sphénoïde.

6e Temps. — *Curage de l'oreille moyenne et évidement du labyrinthe.* — Avec une curette tranchante, on gratte fortement toutes les parois de la caisse et on enlève en même temps les os-

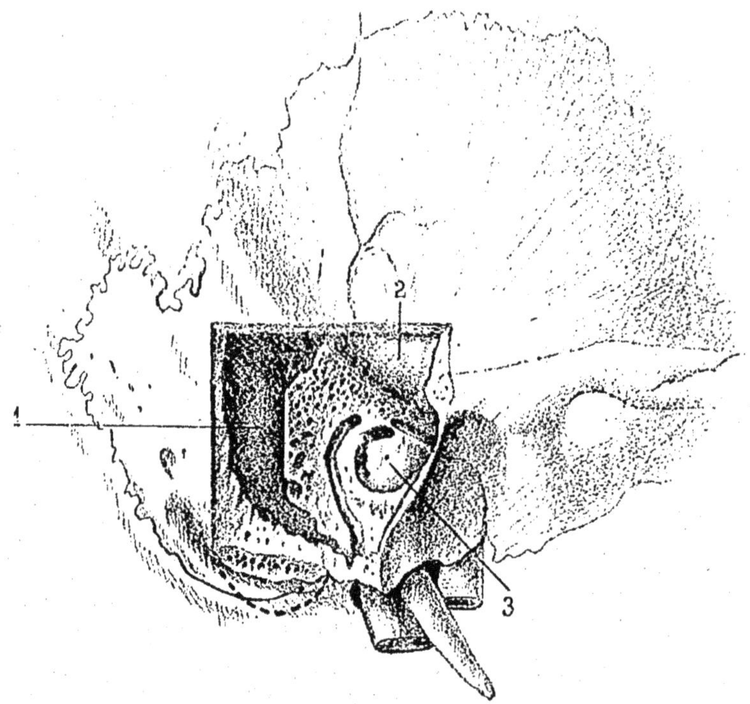

Fig. 4. — Résection large achevée.

selets et les fongosités. On attaque ensuite le labyrinthe avec une petite gouge si l'os paraît malade à ce niveau.

B. — Résections limitées du rocher.

En pratique, on sera rarement obligé d'enlever une étendue aussi considérable du rocher que dans l'opération que nous venons de décrire. Le plus souvent, il suffira de détruire seulement la paroi supérieure du conduit et de la caisse, pour évacuer les nécroses, fongosités et abcès qui paraissent siéger en ce point, avec une singulière fréquence, puisque j'ai rencontré ces lésions dans mes trois observations. On ajoutera à cette manœuvre, l'évidement large et profond de l'apophyse mastoïde dans laquelle on trouvera, selon les cas, des fongosités, du pus, des nécroses ou de la matière caséeuse.

En cas de récidive ou de continuation de l'affection, il serait indiqué de procéder à l'ablation aussi large que possible du rocher, en ménageant le facial autant que faire se peut.

J'ai pratiqué trois fois des résections plus ou moins étendues du rocher pour des caries.

Dans l'*observation 1*, j'ai fait l'opération aussi large que possible ; les quatre parois du conduit et de la caisse ont été réséquées ; un gros fragment de la face inférieure du rocher qui avait éclaté, comprenait le trou stylo-mastoïdien, l'apophyse styloïde, une partie du contour des orifices du golfe jugulaire et de la carotide interne et même l'épine du sphénoïde. (Voir fig. 3.)

Dans l'*observation 2*, je me suis contenté de détruire la paroi supérieure du conduit et de la caisse, et de curer l'oreille moyenne.

Dans la 3e *observation*, j'ai ajouté aux manœuvres précédentes l'évidement de l'apophyse mastoïde.

Les deux premiers malades ont complètement guéri. La troisième, très cachectique, a succombé à des accidents septicémiques.

La paralysie du facial a été observée dans mes trois cas. Cela n'a rien de surprenant pour l'*observation 1*, où le tronc du facial a été arraché par le fragment, qui comprenait le trou stylo-mastoïdien. Dans l'*observation 3*, le facial était contenu dans une grande caverne tuberculeuse de la région mastoïdienne ; il a été détruit en évacuant le contenu de cette cavité.

Dans l'*observation 2*, il y a eu également paralysie faciale ; quoique l'opération n'ait pas été conduite de façon à léser le nerf facial. D'ailleurs, après quelques mois, la paralysie avait notablement diminué, le malade arrivait presque à fermer son œil. Cette paralysie peut avoir été le résultat d'une contusion nerveuse ou de l'inflammation traumatique ayant occasionné la compression du tronc nerveux.

Ce qu'il y a de plus intéressant dans ces observations et ce qui m'engage à persévérer dans la voie des opérations larges, ce sont les lésions constatées au cours des opérations.

Dans l'*observation 1*, je constate la présence, au contact de la dure-mère, de deux gros séquestres tuberculeux, entourés de pus et de fongosités, l'un au niveau de l'écaille, l'autre à la face antéro-supérieure du rocher. — Dans l'*observation 2*, je trouve aussi des fongosités et du pus entre la paroi supérieure de la caisse et la dure-mère. — Dans l'*observation 3*, mêmes lésions que dans l'obs. 2. En outre, à la base de la mastoïde, existait un gros tubercule caséeux, du volume de la pulpe de l'index.

Conclusions. — 1° La résection presque complète du rocher est possible, puisque je l'ai faite avec succès sur le vivant.

2° Le plus souvent il suffira de détruire la paroi supérieure du conduit et de la caisse, d'évider largement la région mastoïdienne et de curer l'oreille moyenne, pour supprimer toutes les lésions ;

3° Lorsque celles-ci sont très étendues, lorsque

l'affection persiste malgré une première intervention, la résection large s'impose ;

4° On ne peut espérer guérir la carie du rocher, que par des opérations larges, supprimant toutes les parties malades.

OBSERVATION I. — *Résection étendue du rocher pour une carie tuberculeuse. Guérison complète.* — Il s'agit d'une femme de 32 ans, mariée, sans enfants. Son *père* et sa *mère*, ses *frères* et *sœurs* n'ont jamais présenté d'accidents tuberculeux.

Elle raconte avoir eu, à l'âge de 3 ans, dans l'oreille droite, un abcès qui guérit en quelques semaines mais laissa à sa suite, un léger degré de surdité.

Elle eut à 3 ans 1/2 la rougeole, et à 7 ans la variole.

A 18 ans : dans la même oreille, nouvel abcès qui dura trois semaines et fut très douloureux. La région mastoïdienne était surtout le siège de vives souffrances ; une fistule s'y établit, le pus s'écoulant simultanément par le conduit et par cette fistule. Au bout de trois semaines : guérison de tous ces accidents.

A 28 ans : nouvel abcès dans l'oreille, survenu sans douleurs. La pression sur l'apophyse mastoïde augmentait l'écoulement par l'oreille ; un médecin ouvrit l'ancienne fistule et les accidents ne tardèrent pas à disparaître.

A la fin de novembre 1891, la malade ressentit des douleurs vives dans l'oreille, avec élancements surtout pendant la nuit et de violents maux de tête ; puis le pus recommença à s'écouler par le conduit. Quelques jours après elle eut des symptômes qui furent attribués à la grippe (mal de tête, étourdissements, inappétence, fièvre, sans symptômes pulmonaires).

Cette grippe supposée, ne dura que quelques jours, aussi était-elle assez bien portante, vers la fin de janvier 1892, sauf que l'oreille continuait à suppurer. Elle entra à la *Salpêtrière*, où M. *Terrillon* lui fit une trépanation de l'apophyse mastoïde, mais l'écoulement persista et augmenta même d'abondance ; il devint fétide, aussi la malade était-elle encore dans le service en juillet 1892. A cette époque j'eus l'honneur de remplacer M. *Terrillon*. Je constatai avec le stylet l'existence de points osseux nécrosés, au niveau de l'incision de la trépanation et je décidai de faire une résection large du rocher.

L'état général était assez bon, le sommet droit était seul douteux, les urines normales.

Le 21 *juillet*, veille de l'opération, la malade ressent de vives douleurs lancinantes dans la tête ; elle pousse des cris monotones et réguliers. Le pouls est calme, la température normale, il n'y a pas d'inégalité pupillaire.

Dans la soirée, brusquement, elle est prise d'accidents épileptiformes : d'abord quelques secousses convulsives peu marquées, puis contracture en extension. Pas de strabisme ni de nystagmus. L'attaque dure à peu près 5 minutes ; la malade écume et a une respiration stertoreuse.

Cette malade ne présente d'ailleurs aucun signe d'hystérie ; pas de rétrécissement du champ visuel, pas de zones hystérogènes ni anesthésiques, pas d'anesthésie cornéenne ni pharyngienne.

Opération. — Le 22 *juillet 92*, le cuir chevelu ayant été complètement rasé la veille, je fais une incision en E encadrant le pavillon de l'oreille droite. Rugination de l'écaille du temporal. Le pavillon et le conduit membraneux sont complètement détachés de l'os et rejetés en bas.

La veine mastoïdienne saigne abondamment ; je l'oblitère avec la pointe fine du thermo-cautère, introduite dans le trajet intra-osseux de ce vaisseau.

La portion libre de l'apophyse mastoïde, est sectionnée à sa base, d'un coup de ciseau et enlevée complètement. J'attaque ensuite le temporal, avec le ciseau à froid, sur le trajet d'une horizontale passant à 1cm 1/2 au-dessus du conduit auditif. L'os est sectionné dans toute son épaisseur et la dure-mère mise à nu sur une longueur de 3 à 4 cm.

J'enlève complètement, au ciseau, le foyer de l'ancienne trépanation, et je trouve au contact de la dure-mère un séquestre tuberculeux du volume d'une petite bille. Toute la paroi supérieure du conduit auditif est réséquée à la pince-gouge, et je trouve sur la paroi supérieure de la caisse, au contact de la dure-mère, un second séquestre plus volumineux que le premier. Je sectionne encore au ciseau, le temporal, sur le trajet d'une verticale passant par le bord postérieur de la mastoïde. La portion d'os située entre cette ligne et le conduit auditif, est complètement enlevée au ciseau. Le sinus latéral se trouve largement exposé sur une hauteur de 3 cm ; il est agité de pulsations quasi artérielles synchrones aux battements cardiaques. En haut : un affluent diploïque très volumineux se trouve à 2 mm. au-dessous de la surface extérieure du temporal.

J'attaque enfin, au ciseau, la paroi inférieure du conduit, un gros éclat saute, comprenant le trou stylo-mastoïdien, l'apophyse styloïde, la crête vaginale, une partie du pourtour du golfe de la jugulaire, et du trou carotidien, et enfin l'épine du sphénoïde (voir fig. 4). Au fond de la plaie, je sens battre la carotide interne, exposée sur une étendue de 1 cm.

Je gratte à la rugine la cavité de la caisse, et je ramène les osselets de l'ouïe à peu près intacts.

A la fin de l'opération, voulant isoler encore davantage le sinus en avant, j'ouvre un gros affluent diploïque à son embouchure. Une hémorrhagie veineuse effrayante me force à terminer l'opération par un tamponnement au salol qui réalise immédiatement l'hémostase. Le lambeau décollé est fixé par un seule suture au crin de Florence. Au réveil, on constate l'existence d'une paralysie faciale.

Les pansements ont été faits régulièrement et, vers la fin de septembre, la guérison était complète. Elle fut retardée un peu par la présence d'un petit fragment nécrosé que je retirai avec une pince à drain.

J'ai revu la malade récemment (novembre 1892), sa guérison s'est maintenue.

Réflexions. — Je signalerai particulièrement, plusieurs détails de cette observation. L'attaque épileptiforme qui survint la veille de l'opération paraît devoir être attribuée à l'irritation de la dure-mère par les séquestres en contact avec elle. Il est certain d'autre part, que l'opération a évité à la malade de mourir d'un abcès du cerveau qui ne pouvait manquer de survenir, à brève échéance, du fait de ces mêmes séquestres.

Remarquons encore ce gros affluent du sinus latéral situé à 2 mm. au-dessous de la surface du temporal. La blessure de cette veine eut donné lieu à une hémorrhagie très grave qu'on eut sans doute attribuée à une blessure du sinus lui-même.

On peut donc observer, au cours d'une trépanation très régulière de l'apophyse mastoïde, des accidents d'hémorrhagie qu'on a jusqu'ici rapportés, à tort, à une blessure du sinus par faute opératoire.

J'attirerai encore l'attention sur le gros éclat qui s'est détaché, emportant la paroi inférieure du rocher jusques et y compris l'épine du sphénoïde. Mon intention n'était pas de faire une ablation aussi étendue ; toujours est-il qu'il est prouvé par cet exemple qu'on peut enlever sans difficultés à peu près toute la base du rocher. On pourra éviter de sacrifier le facial en prenant les précautions que j'ai recommandées dans le manuel opératoire.

Observation II. — *Carie du rocher. Résection large de l'écaille et de la paroi supérieure du conduit auditif et de la caisse. — Guérison complète.* — Le nommé W. âgé de 16 ans, m'a été envoyé par mon ami, le docteur *Isch-Wall.* Il a encore ses parents, le *père* est diabétique, la *mère* bien portante. Il a aussi une *sœur* en bonne santé.

Tout enfant il a eu beaucoup de gourme.

A 10 ans, il a subi l'extirpation de tumeurs adénoïdes ; à deux autres reprises, on a refait cette même opération. — A 5 ans, on lui fit une opération sur la cloison des fosses nasales qui était déviée.

Depuis l'âge de 6 ans, il est atteint d'un écoulement purulent très prononcé par le conduit auditif externe gauche ; cet écoulement a surtout augmenté depuis quatre ans. Le malade a subi à diverses reprises l'ablation de polypes de l'oreille occasionnés par la suppuration.

A l'entrée, on constate un gonflement notable des parties molles au-dessus et en arrière du pavillon. La pression en ce point, augmente l'écoulement de pus. La pression sur la mastoïde est particulièrement douloureuse. A l'otoscope : l'existence de polypes qui empêchent de distinguer le tympan ou ses débris.

Depuis un an, l'oreille droite suppure aussi, mais beaucoup moins abondamment.

Le sommet droit présente une submatité légère et la respiration y est un peu rude.

Le *5 septembre 1892*, j'exécute une incision courbe parallèle au pavillon qu'elle encadre. Le temporal est ruginé et le pavillon entièrement détaché de l'os.

J'attaque l'écaille du temporal, au-dessus du conduit auditif, sur un trajet horizontal de plusieurs centimètres. A un moment donné, un flot de pus et des masses fongueuses s'échappent d'un foyer intra-crânien extra-dure-mérien. Au ciseau et à la pince-gouge j'enlève toute la paroi supérieure du conduit auditif et de la caisse. Destruction de la paroi antérieure du conduit. La caisse est nettoyée à la curette et le labyrinthe attaqué à la gouge. La dure-mère se trouve exposée dans l'étendue d'une pièce de 5 centimes. Les autres portions du temporal paraissant saines, l'opération se trouve ainsi terminée. Suture du lambeau, drain par le conduit auditif, mèche de gaze iodoformée à la partie inférieure de l'incision.

Bien que l'opération ait été conduite avec précaution pour ne pas blesser le facial, la paralysie a eu lieu.

Le malade est sorti de l'hôpital au bout de quelques semaines. Après avoir présenté une fistule qui persista plusieurs semaines, il fut complètement guéri au commencement de janvier 1893.

Réflexions. — J'insiste sur la présence de cet abcès et de ces fongosités entre le crâne et la dure-mère. — Ces lésions justifient pleinement, et exigent même des opérations larges comme celle que j'ai pratiquée.

Observation III. — *Carie du rocher. Résection de la paroi supérieure du conduit auditif et de la caisse. Fongosités au contact de la dure-mère. Trépanation de l'apophyse mastoïde qui contenait une grosse masse caséeuse.* — Mademoiselle *D. H.*, 17 ans, m'a été envoyée à *la Salpêtrière*, par mon distingué confrère, M. le Dr *Natier*. Père et mère encore vivants. Son frère est atteint aussi d'un écoulement d'oreilles.

Depuis son enfance, elle a toujours été souffrante. Elle a eu de la gourme et des maux d'oreilles étant toute jeune ; puis plus tard la rougeole, la fièvre typhoïde, la jaunisse, la scarlatine, le croup.

Depuis l'âge de 14 ans, elle souffre d'un écoulement abondant de l'oreille gauche, avec douleurs intermittentes. Elle paraît avoir eu, à plusieurs reprises, des attaques épileptiformes.

Elle a été soignée successivement à l'Hôtel-Dieu puis à la clinique de M. *Natier*. Nous n'avons que des renseignements insuffisants sur les traitements suivis antérieurement.

A l'entrée : on constate, à l'inspection, un gonflement peu accentué au-dessus et en arrière du pavillon de l'oreille. La pression sur l'apophyse mastoïde n'est pas douloureuse. L'écoulement purulent est très abondant et très fétide ; à l'otoscope, on ne distingue que des masses fongueuses. Le stylet arrive sur des surfaces osseuses dénudées.

L'état général est mauvais, l'aspect chétif ; la malade ne paraît guère que 14 ans quoiqu'elle en ait 17.

Les sommets sont atteints de ramollissement tuberculeux, surtout à droite. Depuis quelques semaines, l'amaigrissement augmente et les sueurs nocturnes sont plus abondantes.

Opération. — Le *14 septembre 1892*, en présence de MM. les docteurs *Natier* et *Mesnard*, je fais une incision courbe encadrant le pavillon, depuis le tragus jusqu'au lobule ; décollement des parties molles et du pavillon à la rugine. L'écaille du temporal est attaquée au ciseau, au-dessus du conduit auditif, sur le trajet d'une horizontale de 3 centimètres environ. La dure-mère est mise à nu.

Ablation de la paroi supérieure du conduit et de la caisse avec la pince-gouge ; je trouve un foyer de fongosités et de pus, entre l'os et la dure-mère (à la face supéro-antérieure du rocher).

La base de la mastoïde est attaquée au ciseau. A 6 ou 8 mm. de profondeur, je rencontre quelques gouttes de pus. A un moment donné, une masse caséeuse du volume d'un pois, ayant une consistance de mastic, tombe dans la plaie. Je trouve alors une large cavité admettant la pulpe de l'index, à la base de l'apophyse mastoïde, au voisinage du sinus latéral. Cette cavité siège au-dessous de la paroi inférieure du conduit et à 1 cent. 1/2 plus en arrière. Elle est vidée de son contenu caséeux et est largement ouverte.

Curage de l'oreille moyenne à la curette tranchante ; elle est remplie de fongosités. Le promontoire dénudé rend un son sec, mais on le laisse intact. Bourrage iodoformé de la plaie. Suture du lambeau aux crins. Drain de caoutchouc dans le conduit auditif.

Une paralysie faciale a été la suite de cette intervention. Au bout de quelques jours, une septicémie grave s'est développée, et malgré la désinfection énergique du foyer et les pansements répétés trois fois par jour, la malade est morte après 20 jours. L'autopsie n'a pu être faite.

Réflexions. — L'infection s'explique par la présence du pus dans le champ opératoire et l'état de débilitation de la malade.

Il est intéressant de remarquer la présence des fongosités entre la face antérieure du rocher et la dure-mère. Signalons aussi le gros foyer caséeux dans l'épaisseur de l'apophyse mastoïde.

La paralysie faciale résulte de ce que le tronc nerveux était situé dans la cavité à contenu caséeux de la région mastoïdienne. Il a été détruit en évacuant cette cavité.

Clermont (Oise). — Imp. DAIX Frères, place St-André, 3.

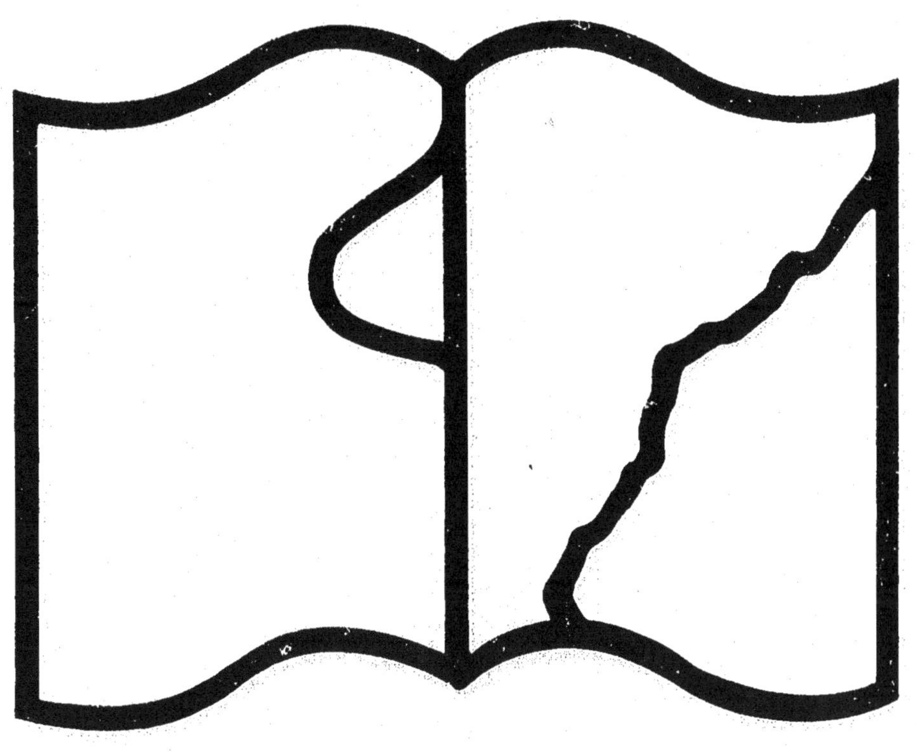

Texte détérioré — reliure défectueuse

NF Z 43-120-11

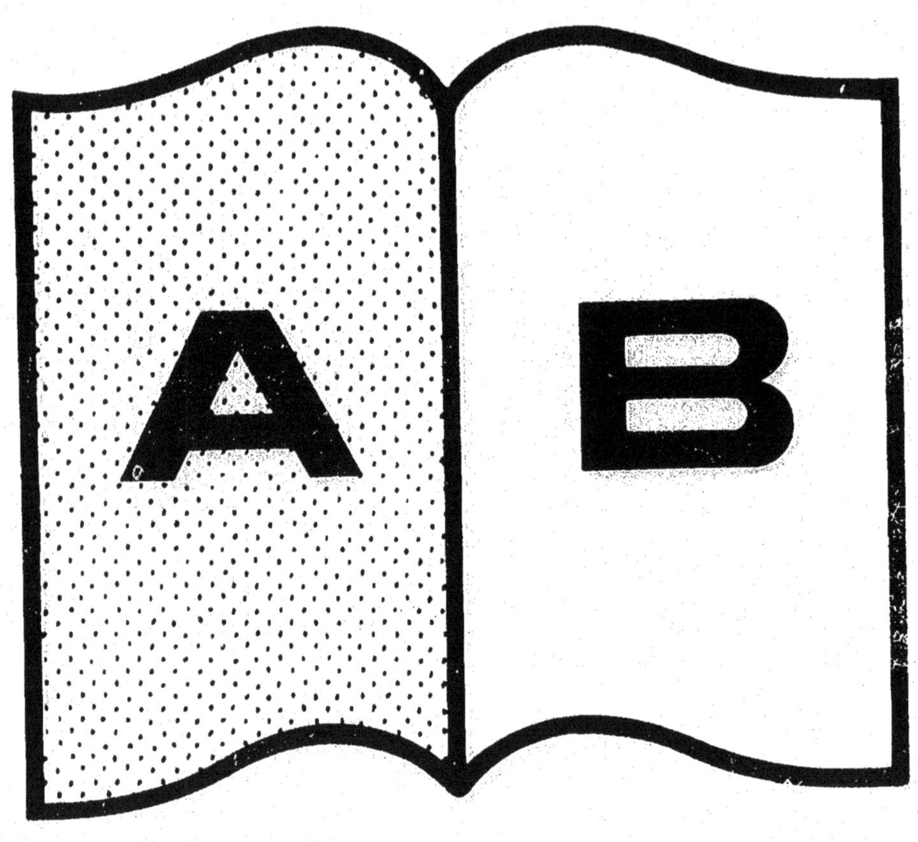

Contraste insuffisant

www.ingramcontent.com/pod-product-compliance
Ingram Content Group UK Ltd.
Pitfield, Milton Keynes, MK11 3LW, UK
UKHW020455220726
13923UKWH00006B/2556